BlutdruckPass

Dieser Pass gehört:

Name: _____

Vorname: _____

Straße, Nr.: _____

PLZ, Wohnort: _____

Tel. Nr.: _____

Blutgruppe: _____

I0415441

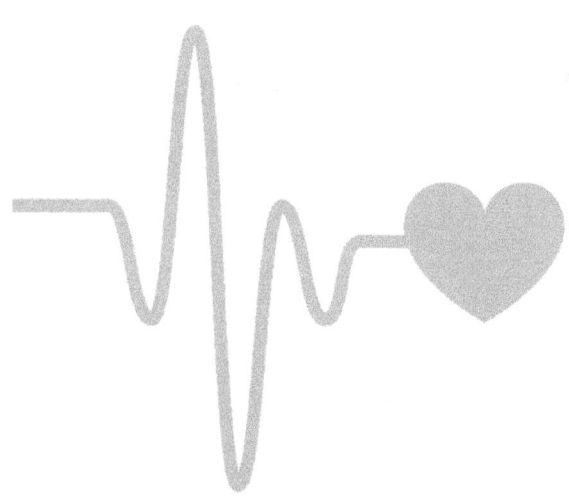

Behandelnde Ärzte:

Hausarzt: _____

Name: _____

Straße, Nr.: _____

PLZ, Wohnort: _____

Tel. Nr.: _____

Facharzt: _____

Name: _____

Straße, Nr.: _____

PLZ, Wohnort: _____

Tel. Nr.: _____

Meine Medikamente & -Dosierung:

Medikament:	Morgens:	Mittags:	Abends:

Blutdruck-Normalwert-Tabelle WHO

	Oberwert, systolisch (mmHg)	Unterwert, diastolisch (mmHg)
optimaler Blutdruck	< 120	< 80
normaler Blutdruck	120-129	80-84
hoch-normaler Blutdruck	130-139	85-89
milde Hypertonie* (Stufe 1)	140-159	90-99
mittlere Hypertonie* (Stufe 2)	160-179	100-109
schwere Hypertonie* (Stufe 3)	>= 180	>= 110

*Hyypertonie = Bluthochdruck

Blutdruck richtig messen:

- Setzen Sie sich ruhig und entspannt auf einen Stuhl.
- Die Beine nebeneinander stehen. Bei übereinander geschlagenen Beinen erhöht sich der Blutdruck durch die Anspannung der Muskulatur.
- Nach fünf Minuten können Sie mit der Messung beginnen.
- Der Messpunkt am Arm sollte in Herzhöhe sein. Liegt er höher, ist der Wert zu niedrig, ist der Arm niedriger, ist der Wert zu hoch. Je zehn Zentimeter unterhalb der Herzhöhe liegt der obere Messwert etwa 8 mmHg und der untere ungefähr 6 mmHg zu hoch.
- Der Blutdruck sollte immer an dem Arm mit den höheren Blutdruckwerten gemessen werden. Ihr zu messender Arm ist _____
- Legen sie die die Manschetten mittelfest, zwei Finger oberhalb der Ellenbeuge, auf die nackte Haut an. Ein Finger sollte noch unter die verschlossene Manschette passen. Der Verschluss sollte außen liegen und der Schlauch in Richtung Hand zeigen.
- Die Armhaltung sollte immer identisch sein.
- Empfehlenswert ist es den Blutdruck zweimal in Folge zu messen. Die Pause dazwischen sollte ca. 2 Minuten betragen. Den niedrigeren Wert (meist der zweite) wird notiert.

Datum	Uhrzeit	Oberwert / Unterwert		Puls

Besonderheiten: _____

_____

_____

_____

Datum	Uhrzeit	Oberwert / Unterwert		Puls

Besonderheiten: _____

_____

_____

Datum	Uhrzeit	Oberwert / Unterwert		Puls

Besonderheiten: _____

_____

_____

Datum	Uhrzeit	Oberwert / Unterwert		Puls

Besonderheiten: _____

_____

_____

Datum	Uhrzeit	Oberwert / Unterwert	Puls

Besonderheiten: _____
_____
_____
_____

Datum	Uhrzeit	Oberwert / Unterwert		Puls

Besonderheiten: _____

_____

_____

Datum	Uhrzeit	Oberwert / Unterwert		Puls

Besonderheiten: _____

_____

_____

_____

Datum	Uhrzeit	Oberwert / Unterwert	Puls

Besonderheiten: _____
_____
_____

Datum	Uhrzeit	Oberwert / Unterwert		Puls

Besonderheiten: _____

_____

_____

Datum	Uhrzeit	Oberwert / Unterwert		Puls

Besonderheiten: _____

_____

_____

Datum	Uhrzeit	Oberwert / Unterwert		Puls

Besonderheiten: _____

_____

_____

Datum	Uhrzeit	Oberwert / Unterwert		Puls

Besonderheiten: _____
_____
_____

Datum	Uhrzeit	Oberwert / Unterwert		Puls

Besonderheiten: _____

_____

_____

Datum	Uhrzeit	Oberwert / Unterwert	Puls

Besonderheiten: _____
_____
_____

Datum	Uhrzeit	Oberwert / Unterwert		Puls

Besonderheiten: _____

_____

_____

Datum	Uhrzeit	Oberwert / Unterwert	Puls

Besonderheiten: _____

_____

_____

Datum	Uhrzeit	Oberwert / Unterwert		Puls

Besonderheiten: _____

_____

_____

Datum	Uhrzeit	Oberwert / Unterwert		Puls

Besonderheiten: _____

_____

_____

Datum	Uhrzeit	Oberwert / Unterwert		Puls

Besonderheiten: _____
_____
_____
_____

Datum	Uhrzeit	Oberwert / Unterwert		Puls

Besonderheiten: _____

_____

_____

Datum	Uhrzeit	Oberwert / Unterwert		Puls

Besonderheiten: _____

_____

_____

Datum	Uhrzeit	Oberwert / Unterwert	Puls

Besonderheiten: _____

_____

_____

Datum	Uhrzeit	Oberwert / Unterwert	Puls

Besonderheiten: _____

_____

_____

Datum	Uhrzeit	Oberwert / Unterwert		Puls

Besonderheiten: _____

_____

_____

Datum	Uhrzeit	Oberwert / Unterwert		Puls

Besonderheiten: _____

_____

_____

Datum	Uhrzeit	Oberwert / Unterwert	Puls

Besonderheiten: _____
_____
_____
_____

Datum	Uhrzeit	Oberwert / Unterwert		Puls

Besonderheiten: _____
_____
_____
_____

Datum	Uhrzeit	Oberwert / Unterwert		Puls

Besonderheiten: _____
_____
_____

Datum	Uhrzeit	Oberwert / Unterwert		Puls

Besonderheiten: _____

_____

_____

_____

Datum	Uhrzeit	Oberwert / Unterwert		Puls

Besonderheiten: _____

_____

_____

Datum	Uhrzeit	Oberwert / Unterwert		Puls

Besonderheiten: _____

_____

_____

Datum	Uhrzeit	Oberwert / Unterwert	Puls

Besonderheiten: _____

_____

_____

Datum	Uhrzeit	Oberwert / Unterwert	Puls

Besonderheiten: _____

_____

_____

Datum	Uhrzeit	Oberwert / Unterwert	Puls

Besonderheiten: _____
_____
_____

Datum	Uhrzeit	Oberwert / Unterwert		Puls

Besonderheiten: _____
_____
_____
_____

Datum	Uhrzeit	Oberwert / Unterwert		Puls

Besonderheiten: _____

_____

_____

Datum	Uhrzeit	Oberwert / Unterwert		Puls

Besonderheiten: _____
_____
_____

Datum	Uhrzeit	Oberwert / Unterwert	Puls

Besonderheiten: _____

_____

_____

Datum	Uhrzeit	Oberwert / Unterwert		Puls

Besonderheiten: _____

_____

_____

Datum	Uhrzeit	Oberwert / Unterwert		Puls

Besonderheiten: _____

_____

_____

Datum	Uhrzeit	Oberwert / Unterwert		Puls

Besonderheiten: _____
_____
_____

Datum	Uhrzeit	Oberwert / Unterwert		Puls

Besonderheiten: _____

_____

_____

Datum	Uhrzeit	Oberwert/Unterwert		Puls

Besonderheiten: _____

_____

_____

Datum	Uhrzeit	Oberwert / Unterwert	Puls

Besonderheiten: _____

_____

_____

Datum	Uhrzeit	Oberwert / Unterwert		Puls

Besonderheiten: _____

_____

_____

Datum	Uhrzeit	Oberwert / Unterwert		Puls

Besonderheiten: _____

_____

_____

Datum	Uhrzeit	Oberwert / Unterwert		Puls

Besonderheiten: _____

_____

_____

Datum	Uhrzeit	Oberwert / Unterwert		Puls

Besonderheiten: _____

_____

_____

Datum	Uhrzeit	Oberwert/Unterwert	Puls

Besonderheiten:_____

_____

_____

Datum	Uhrzeit	Oberwert / Unterwert	Puls

Besonderheiten: _____

_____

_____

Datum	Uhrzeit	Oberwert / Unterwert		Puls

Besonderheiten: _____

_____

_____

Datum	Uhrzeit	Oberwert / Unterwert	Puls

Besonderheiten: _____

_____

_____

Datum	Uhrzeit	Oberwert / Unterwert		Puls

Besonderheiten: _____

_____

_____

Datum	Uhrzeit	Oberwert / Unterwert	Puls

Besonderheiten: _____

_____

_____

Datum	Uhrzeit	Oberwert / Unterwert		Puls

Besonderheiten: _____

_____

_____

Datum	Uhrzeit	Oberwert / Unterwert		Puls

Besonderheiten: _____

_____

_____

Datum	Uhrzeit	Oberwert / Unterwert		Puls

Besonderheiten: _____

_____

_____

Datum	Uhrzeit	Oberwert / Unterwert	Puls

Besonderheiten: _____
_____
_____

Datum	Uhrzeit	Oberwert / Unterwert		Puls

Besonderheiten: _____
_____
_____

Datum	Uhrzeit	Oberwert / Unterwert		Puls

Besonderheiten: _____

_____

_____

_____

Datum	Uhrzeit	Oberwert / Unterwert		Puls

Besonderheiten: _____

_____

_____

Datum	Uhrzeit	Oberwert / Unterwert		Puls

Besonderheiten: _____

_____

_____

Datum	Uhrzeit	Oberwert / Unterwert		Puls

Besonderheiten: _____

_____

_____

Datum	Uhrzeit	Oberwert / Unterwert		Puls

Besonderheiten: _____

_____

_____

Datum	Uhrzeit	Oberwert / Unterwert		Puls

Besonderheiten: _____

_____

_____

Datum	Uhrzeit	Oberwert / Unterwert		Puls

Besonderheiten: _____

_____

_____

Datum	Uhrzeit	Oberwert / Unterwert		Puls

Besonderheiten: _____
_____
_____

Datum	Uhrzeit	Oberwert / Unterwert		Puls

Besonderheiten: _____

_____

_____

Datum	Uhrzeit	Oberwert / Unterwert		Puls

Besonderheiten: _____

_____

_____

Datum	Uhrzeit	Oberwert / Unterwert	Puls

Besonderheiten: _____

_____

_____

Datum	Uhrzeit	Oberwert / Unterwert		Puls

Besonderheiten: _____

_____

_____

Datum	Uhrzeit	Oberwert / Unterwert		Puls

Besonderheiten: _____

_____

_____

Datum	Uhrzeit	Oberwert / Unterwert		Puls

Besonderheiten: _____

_____

_____

Datum	Uhrzeit	Oberwert / Unterwert	Puls

Besonderheiten: _____

_____

_____

Datum	Uhrzeit	Oberwert / Unterwert		Puls

Besonderheiten: _____

_____

_____

Datum	Uhrzeit	Oberwert / Unterwert		Puls

Besonderheiten: _____
_____
_____

Datum	Uhrzeit	Oberwert / Unterwert		Puls

Besonderheiten: _____

_____

_____

Datum	Uhrzeit	Oberwert / Unterwert	Puls

Besonderheiten:

Datum	Uhrzeit	Oberwert / Unterwert		Puls

Besonderheiten: _____

_____

_____

Datum	Uhrzeit	Oberwert / Unterwert		Puls

Besonderheiten: _____

_____

_____

Datum	Uhrzeit	Oberwert / Unterwert		Puls

Besonderheiten: _____

_____

_____

Datum	Uhrzeit	Oberwert / Unterwert	Puls

Besonderheiten: _____

_____

_____

Datum	Uhrzeit	Oberwert / Unterwert		Puls

Besonderheiten: _____
_____
_____

Datum	Uhrzeit	Oberwert / Unterwert		Puls

Besonderheiten: _____

_____

_____

Datum	Uhrzeit	Oberwert / Unterwert	Puls

Besonderheiten: _____

_____

_____

Datum	Uhrzeit	Oberwert / Unterwert	Puls

Besonderheiten: _____

_____

_____

Datum	Uhrzeit	Oberwert / Unterwert	Puls

Besonderheiten: _____
_____
_____

Datum	Uhrzeit	Oberwert / Unterwert	Puls

Besonderheiten: _____

_____

_____

Datum	Uhrzeit	Oberwert / Unterwert		Puls

Besonderheiten: _____

_____

_____

_____

Datum	Uhrzeit	Oberwert / Unterwert		Puls

Besonderheiten: _____

_____

_____

Datum	Uhrzeit	Oberwert / Unterwert		Puls

Besonderheiten: _____

_____

_____

Datum	Uhrzeit	Oberwert / Unterwert	Puls

Besonderheiten: _____
_____
_____

Datum	Uhrzeit	Oberwert / Unterwert		Puls

Besonderheiten: _____

_____

_____

Datum	Uhrzeit	Oberwert / Unterwert		Puls

Besonderheiten: _____

_____

_____

Datum	Uhrzeit	Oberwert / Unterwert		Puls

Besonderheiten: _____

_____

_____

Datum	Uhrzeit	Oberwert / Unterwert		Puls

Besonderheiten: _____

_____

_____

Datum	Uhrzeit	Oberwert / Unterwert		Puls

Besonderheiten: _____

_____

_____

Datum	Uhrzeit	Oberwert / Unterwert		Puls

Besonderheiten: _____

_____

_____

Datum	Uhrzeit	Oberwert / Unterwert		Puls

Besonderheiten: _____

_____

_____

Datum	Uhrzeit	Oberwert / Unterwert		Puls

Besonderheiten: _____

_____

_____

Datum	Uhrzeit	Oberwert / Unterwert		Puls

Besonderheiten: _____

_____

_____

Datum	Uhrzeit	Oberwert / Unterwert		Puls

Besonderheiten: _____

_____

_____

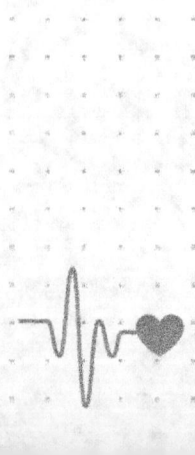

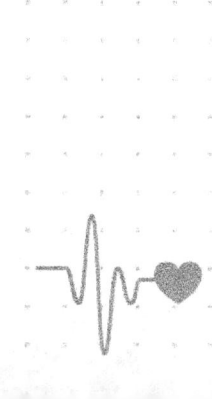

Ihnen hat dieses Buch gefallen und
weitergeholfen?

Dann freue ich mich sehr über eine Bewertung
des Buches.

Sie haben einen Verbesserungsvorschlag oder
eine Anregung für ein spezielles Eintragbuch,
dass sie noch vermissen?
Ich freue mich über Ihre Nachricht:
kontakt.nomedia@gmail.com

www.ingramcontent.com/pod-product-compliance
Lightning Source LLC
Chambersburg PA
CBHW072211280526
45788CB00002B/973